OBSERVATION

D'UN

BEC-DE-LIÈVRE DOUBLE

TRÈS-COMPLIQUÉ,

OPÉRÉ AVEC SUCCÈS PAR UN NOUVEAU MODE OPÉRATOIRE,

Suivi de

Quelques réflexions sur l'opportunité de faire cette opération;

PAR M. BONNAFONT,

Médecin principal à l'hôpital militaire de la rue du Roule, à Paris;
Membre corresp. de l'Académie Imp. de Médecine, etc.

PARIS,

IMPRIMÉ PAR HENRI ET CHARLES NOBLET,

RUE SAINT-DOMINIQUE, 56,

1854

OBSERVATION

D'UN BEC - DE - LIÈVRE DOUBLE TRÈS-COMPLIQUÉ,

OPÉRÉ AVEC SUCCÈS PAR UN NOUVEAU MODE OPÉRATOIRE,

Suivi de

Quelques réflexions sur l'opportunité de faire cette opération.

Au mois de juin dernier, nous fûmes appelé par M. Vaillant, membre du Conseil de santé des armées, pour aller visiter un enfant qui venait de naître avec un vice de conformation de la mâchoire supérieure, connu sous le nom de bec-de-lièvre double ou bilatéral, comme le dit judicieusement M. le professeur Roux. Les deux fentes étaient séparées entre elles par un tubercule osseux formé par l'os incisif, et se continuaient en arrière jusqu'au pharynx, confondant ainsi la cavité buccale avec les fosses nasales, entre lesquelles se trouvait pourtant le vomer. Le tubercule antérieur, repoussé et déjeté en avant par le bord inférieur de la cloison nasale, de forme triangulaire, s'implantait, par son pédicule, au bout du nez, et avait une direction telle, que, si les quatre incisives avaient poussé dans ces conditions, leur direction eût été d'arrière en avant et de bas en haut. Le nez, fortement aplati, était presque effacé ; le tubercule médian était recouvert par un petit lobule charnu, long d'environ 5 millimètres, et large de 3 à 4, de forme légèrement triangulaire, dont la base se confondait avec le bout du nez. La fente palatine,

entre le bord alvéolaire des deux maxillaires, avait
12 millimètres de large, et la distance du bord alvéolaire du tubercule au même point de l'angle des
maxillaires, était de 10 millimètres. A la région de
la luette, la fente avait au moins 15 millimètres. On
voit, par cette description succincte, que ce bec-de-
lièvre double se présentait avec les plus grandes
complications. Comme on le pense bien, une pareille
difformité, j'allais dire monstruosité, produisit sur
tous les parents, ainsi que sur les personnes qui fré-
quentent la maison, une impression bien pénible
qu'il importait de calmer, sinon de faire disparaître
complètement. C'est ce que comprit M. Vaillant, ami
et médecin de la famille, en nous proposant d'opérer
cet enfant le plus tôt possible. Ce fut aussi notre avis,
basé du reste sur les souvenirs de la discussion si
intéressante qui eut lieu à l'Académie de médecine,
en 1846, à l'occasion du rapport si remarquable de
M. le professeur Dubois, dont l'opinion à rallié depuis presque tous les chirurgiens. M. Dubois, comme
on sait, a proposé et soutenu la thèse que l'on doit
opérer le bec-de-lièvre simple et congénial le plus
près possible de la naissance.

Malheureusement, le médecin-accoucheur ne par-
tageait pas notre avis; car il assurait aux parents
qu'on ne devait rien faire à cet enfant, et que toute
opération qu'on tenterait à cet âge aurait inévitable-
ment *des résultats incomplets.* En présence de cette
dissidence d'opinions, nous désirâmes nous entourer
d'un conseil dont la grande expérience ne pût être
révoquée en doute. M. Paul Guersant fut appelé.: la
position que notre confrère occupe à l'Hôpital des
Enfants présentait toutes les garanties désirables pour
résoudre l'opportunité de l'opération. Dès que M. Guersant eut vu le petit malade, il n'hésita pas à se pro-
noncer pour l'opération immédiate, suivant en cela
les préceptes si nettement formulés par M. Paul Dubois. L'opération étant ainsi arrêtée, nous fîmes part
à M. Guersant du procédé que nous nous proposions

de mettre en usage, et que nous avions indiqué à
M. Vaillant et au médecin-accoucheur, lors de notre
première réunion. Nous trouvant pour la première
fois en présence d'un fait chirurgical de ce genre, nous
ne pensions pas qu'on pût songer à enlever le tubercule osseux et médian avant d'avoir tenté, par tous les
moyens possibles, sa réduction dans la bouche, et
évité ainsi le vide énorme qu'aurait laissé son excision,
dont les inconvénients peuvent se traduire par l'ab-
sence de tout soutien de la lèvre, le raccourcissement
plus prononcé de la mâchoire, et enfin une plus
grande déformation du visage. C'est dans ce but
que nous proposâmes, comme seul moyen d'obtenir
la réduction du tubercule dans la fente palatine :
1º d'exciser un fragment triangulaire du vomer, au
moyen de deux incisions obliques ; 2º de réduire
ensuite le tubercule, et de le maintenir dans
cette position à l'aide d'un appareil compresseur à
deux pelotes agissant sur les joues, et présentant
deux crochets destinés à fixer une petite lanière de
caoutchouc vulcanisé, dont le plat, appuyant sur le
tubercule, aurait le double avantage de le maintenir
réduit, et, par ses attaches sur les pelotes, d'assurer
leur action sur les maxillaires en les rapprochant et
tendant ainsi à diminuer la fente palatine. Toutefois,
afin d'accéder à l'opinion du médecin-accoucheur,
nous essayâmes d'abord la compression du tubercule ; mais, ayant reconnu bientôt l'insuffisance de ce
moyen, nous résolûmes d'en venir le plus tôt possible à l'opération. (C'est alors seulement que M. Guersant fut appelé.) Voulant, avant de pratiquer une
opération si délicate, nous entourer de ce que les
praticiens recommandent en pareil cas, et nous aider
ainsi de leurs lumières, nous consultâmes plusieurs
ouvrages de médecine opératoire, tels que ceux de
MM. Velpeau, Vidal, Nélaton, etc., etc. Nous ne fûmes
pas peu étonné de n'y pas trouver mentionnée la
section double du vomer pour conserver le tubercule
médian, tandis que tous proposaient l'excision de ce

tubercule comme seul et unique moyen d'obtenir la
réunion des lèvres. Surpris de ce silence, nous fîmes
part, à la séance de la Société médicale d'émulation
qui avait lieu le lendemain, du fait chirurgical et du
procédé opératoire que nous nous proposions d'em-
ployer, désirant ainsi nous aider des sages conseils et
des lumières que nous étions certain de rencontrer
parmi·les confrères si distingués qui composent cette
société. En effet, à peine avions-nous décrit ce mode
opératoire, que MM. Forget, De Paul et Demarquay
nous apprirent que le professeur Blandin avait mis
en usage un pareil procédé, ou à peu près, en 1845 ou
1846, et que le succès avait été satisfaisant. M. Demarquay ajouta que l'opération avait été pratiquée sur un
jeune homme de douze à quatorze ans ; circonstance
qui établissait déjà une grande différence entre les
deux opérés et aussi entre les deux opérations. Toutefois, heureux de l'appui d'un pareil maître, nous
n'hésitâmes plus dans le choix du procédé. Ce ne fut
que bien après l'opération, que nous sûmes que M. le
docteur Debrou, d'Orléans, avait présenté à l'Académie l'observation d'un bec-de-lièvre opéré avec succès par ce moyen, dont la priorité, suivant M. Velpeau, reviendrait à M. Valette, chirurgien en chef de
l'Hôtel-Dieu d'Orléans, ou à M. Champion, de Bar-
le-Duc. Nous dirons plus tard en quoi ces procédés
diffèrent de celui que nous publions aujourd'hui.

L'enfant n'avait encore que douze jours, et nous
étions bien décidé à agir, lorsque la bouche se cou-
vrit d'aphtes qui nous obligèrent à retarder l'opération. La bouche fut, plusieurs fois par jour,
badigeonnée avec un pinceau trempé dans un collu-
toire composé de borax, de miel rosat et de sirop de
mûres.

Enfin, les aphtes ayant à peu près disparu, et l'enfant jouissant d'ailleurs d'une bonne santé, nous
prîmes jour pour le premier temps de l'opération,
qui fut pratiquée le 10 juin, en présence de M. Vail-
lant, de M. Paul |Guersant, qui a bien voulu nous

servir d'aide et nous prêter le concours de son expérience, et de M. Collin, son interne à l'Hôpital des Enfants. L'enfant, dont le corps fut enveloppé d'une large serviette, étant tenu entre les cuisses d'un aide, la tête fortement renversée en arrière, nous fîmes, à l'aide d'une pince incisive à tranchant court et oblique, de bas en haut et d'arrière en avant, une section à la cloison naso-buccale, de 15 millimètres de long, en commençant au niveau des angles alvéolaires du maxillaire supérieur. Puis, avec une autre pince à lames droites, nous coupâmes la même cloison immédiatement derrière le tubercule, et directement de bas en haut jusqu'à la rencontre de l'angle supérieur de la première section. Saisissant aussitôt le fragment compris entre ces deux sections, nous l'enlevâmes en incisant avec de petits ciseaux une portion de la muqueuse qui le retenait encore à l'angle supérieur. Cette portion osseuse enlevée, le sang coulait en abondance ; sans hésiter, et suivant en cela l'exemple de M. Guersant, nous portâmes incontinent un bouton de fer rougi à blanc sur toute l'étendue de la petite plaie, et nous nous rendîmes ainsi maîtres de l'hémorrhagie. Mais, malgré la promptitude de tout ce temps de l'opération, le sang était sorti en assez grande abondance pour engouer la gorge et produire dans la bouche des caillots, qu'il fallut extraire avec des pinces ou avec les doigts. La bouche fut ensuite soigneusement détergée avec des injections d'eau froide. Lorsque nous fûmes bien certain que l'hémorrhagie avait cessé et ne pouvait donner aucune inquiétude, nous procédâmes à la réduction du tubercule osseux. Mais auparavant, et dans l'espoir de bien faire contracter les adhérences avec le maxillaire, nous rafraîchîmes, comme M. Debrou d'Orléans l'a déjà fait, avec les pinces incisives, chacun des deux côtés du tubercule osseux, ainsi que l'angle correspondant des maxillaires. Cette précaution prise, il devint facile, au moyen d'une pression légère, d'abaisser le tubercule, de le ramener dans l'intervalle des maxillaires, et de les placer en contact immédiat les uns des autres. L'appareil compresseur à double pelote, que nous avions fait faire exprès, fut appliqué ; et, pendant que les deux pelotes exerçaient une pression favorable sur chaque joue, le petit ruban de caoutchouc, fixé à chacune d'elles, passait sur le tubercule médian dans une direction verticale, et servait à le maintenir dans cette position. Cet appareil est resté ainsi en place pendant vingt jours ; ce temps a été nécessaire pour obtenir la réduction complète du tubercule, et pour vaincre surtout ses tendances à reprendre sa position normale.

Nous devons dire tout de suite que, bien que le résultat soit très-satisfaisant, nous n'avons pas obtenu tout ce que nous espérions ; car, le tubercule ayant été entraîné à droite et en dedans, le rapport entre les sections a changé, et il a été impossible, à cause du peu de surface qu'elles présentaient, de le rétablir d'une manière permanente. C'était là, du reste, un résultat secondaire sur lequel nous comptions peu ; l'important, pour nous, était de ramener exactement le tubercule dans une position verticale, qui nous permît d'établir la réunion de la lèvre supérieure sur sa surface antérieure, naguère supérieure. Nous devons ajouter que, pendant cette compression de vingt jours, le lobule labial s'était allongé, et le nez, dont la proéminence se dessinait à peine, avait acquis plusieurs millimètres de saillie (avantage incontestable, résultant de cette compression). Après nous être assuré que le tubercule osseux n'avait plus de tendance à se porter en dehors et à reprendre plus ou moins son ancienne position, nous procédâmes, en présence et avec l'aide de nos confrères, à l'opération définitive.

Pendant que la tête de l'enfant était maintenue solidement, nous disséquâmes, ainsi que le pratiquent MM. Velpeau et Philips, les lèvres et les ailes du nez, jusqu'aux fosses canines. Cela étant fait, en deux coups de ciseaux nous avivâmes les bords des lèvres, et, immédiatement, nous appliquâmes à la base du nez une grande serre-fine que M. Paul Guersant a substituée avec avantage à l'épingle proposée par M. Philips. Cet instrument mis en place, et les ailes du nez fortement rapprochées, le tubercule labial fut lui-même avivé au moyen de deux incisions obliques qui le faisaient terminer en pointe destinée à être mise en rapport avec les bords de la lèvre. Nous procédâmes ensuite à la réunion des lèvres. Pour cela, une première épingle fut placée près des bords, afin de les mettre bien en rapport; une deuxième épingle traversa la partie supérieure, saisissant dans son passage l'extrémité inférieure du lobule médian, comme nous venons de le dire. Le tout fut maintenu au moyen de petites lanières en caoutchouc, selon la méthode de M. Rigal de Gaillac, employée avec succès par M. Guersant. Afin de neutraliser surtout le tiraillement des joues sur la plaie, cause fréquente d'insuccès, l'appareil à double pelote fut réappliqué, ainsi que la bandelette de caoutchouc.

Le pansement ainsi exécuté, il devenait impossible que les cris de l'enfant, tant à redouter dans ce cas, ni aucun autre mouvement, pussent se faire ressentir sur la plaie. La serre-fine fut retirée au bout de trois jours; l'épingle supérieure, le quatrième; et l'épingle inférieure, le sixième. Les bords de la plaie paraissaient bien réunis; mais, dans la crainte d'un décollement, nous avons laissé, comme Dupuytren, le fil encore trois jours, et maintenu, avec la même sévérité, l'appareil compresseur en place pendant quinze jours; et cela afin d'éviter les accidents signalés par tous les chirurgiens, et notamment par M. le professeur Malgaigne, qui a vu le décollement s'opérer plusieurs jours après l'opération. Nous devons ajouter, qu'en enlevant les fils à ligature, nous nous aperçûmes que l'épingle supérieure avait coupé la peau, qui s'était, du reste, cicatrisée à mesure que l'épingle se détachait. Cette circonstance nous ferait adopter dorénavant la méthode de M. Paul Dubois, qui prescrit d'enlever les épingles au bout de vingt-quatre heures.

Bien que le résultat de l'opération soit très-satisfaisant, il ne répond pas entièrement, comme nous l'avons déjà dit, à notre attente : ainsi le mouvement de rotation du tubercule osseux à droite a entraîné le lobule charnu et l'a dégagé de l'épingle ; de sorte qu'il n'a pu contracter d'adhérence avec le bord supérieur de la lèvre ; mais il sera facile, plus tard, d'obvier à ce léger inconvénient. Le nez a repris sa forme et ses dimensions normales ; seulement le tubercule médian, par le mouvement de bascule en haut et en dedans, a diminué un peu les ouvertures nasales. Quant au tubercule lui-même, fortement serré entre les maxillaires, il a pris une position tout-à-fait immobile ; mais deux dents seulement, au lieu de quatre, remplaceront cet espace. C'est là, du reste, un avantage incontestable de ce procédé sur ceux qui proposent l'incision du tubercule.

Maintenant, et avant d'entrer dans quelques considérations touchant l'opportunité de cette opération, nous devons expliquer pourquoi nous avons opéré en deux temps, et pourquoi aussi nous avons mis un si long intervalle entre les deux temps de l'opération.

Quand on veut conserver le tubercule médian et le ramener dans la cavité buccale par le procédé que nous avons employé, il faut nécessairement un certain laps de temps pour l'habituer à rester dans sa nouvelle position et lui faire perdre toute tendance à reprendre sa direction primitive ; il importe, afin d'atteindre ce double but, que la compression soit bien faite et que la bandelette compressive de caoutchouc ou toute autre, reste toujours et constamment bien appliquée sur le tubercule qui, à cause de l'obliquité que présente sa face antérieure, tend sans cesse à s'échapper. On comprend facilement qu'un des points essentiels, nécessaire à la réussite de l'opération ultérieure, consiste dans l'immobilité de ce tubercule; car si on tentait la réunion des lèvres avant d'avoir obtenu ce résultat, les tendances qu'il aurait conservées à se porter en avant exerceraient à la partie postérieure de la plaie une pression qui pourrait compromettre l'adhésion des parties. Nous le répétons, une des conditions essentielles au succès de l'opération, consiste à n'entreprendre la réunion des lèvres que lorsque le tubercule est définitivement fixé dans la bouche et qu'il n'a plus aucune tendance à se porter en avant. La compression prolongée du tubercule a encore un autre avantage, c'est celui de repousser le vomer en arrière, d'augmenter ainsi la saillie du nez, et, tout en aplatissant le lobule charnu, de le rendre plus long et plus large. Tous ces détails, favorables à la réussite de l'opération, ne pourraient se rencontrer si celle-ci était faite complètement dans la même séance; et c'est pour cela que nous insistons de nouveau sur la nécessité de diviser l'opération du bec-de-lièvre double et compliqué en deux temps, et en laissant entre eux un intervalle de 15 à 20 jours. C'est en cela que consiste particulièrement la différence qui existe entre notre procédé et ceux qui ont été mis en usage jusqu'à ce jour.

Quoique notre opinion ne repose encore que sur un seul fait, nous en avons si bien étudié toutes les phases, que nous ne craignons pas d'avancer que les becs-de-lièvre compliqués, même au plus haut degré, opérés d'après les règles que nous venons d'indiquer, présenteront presque toujours des résultats tels, que les insuccès prendront la place de ce que sont aujourd'hui les succès, c'est-à-dire seront des exceptions. Nous pensons même qu'il serait possible de perfectionner encore ce mode opératoire; car s'il nous était donné de pratiquer une seconde fois une opération semblable, voici comment nous procéderions :

Après avoir enlevé le fragment triangulaire du vomer, nous rafraîchirions avec des pinces incisives, plus grandement que nous ne l'avons fait, les quatre angles alvéolaires, tant du tubercule que des maxillaires. Aussitôt le tubercule réduit et les plaies mises en rapport les unes avec les autres, nous n'hésiterions pas à passer, au moyen d'une aiguille, un point de suture à travers les alvéoles, de manière à fixer solidement le tubercule entre les deux maxillaires; puis, à l'aide d'une serre-fine plate en argent et à ressort très-faible, passée dans chaque ouverture nasale, nous saisirions le vomer, et, toute espèce de mouvement de rotation du tubercule étant ainsi rendue impossible, les adhérences entre les plaies mises en rapport seraient presque infaillibles, et, avantage immense, l'arcade alvéolaire supérieure reprendrait ainsi sa forme normale.

Si l'opération se faisait complètement dans la même séance, tous ces détails seraient d'une exécution difficile, sinon impossible, et c'est à bon droit qu'on pourrait lui objecter les craintes d'accidents produits par l'hémorrhagie; tandis que, divisée en deux temps, ils ne demandent qu'un peu d'habileté, des soins, et surtout une grande surveillance de la part de l'opérateur; mais les avantages ultérieurs qu'en retirera l'enfant valent bien la peine qu'on ne néglige rien pour les obtenir.

Nous touchons maintenant à la grande question d'opportunité de l'opération : à savoir, s'il vaut mieux attendre que l'enfant ait 5 ou 6 ans pour opérer un bec-de-lièvre double compliqué, ou s'il est préférable de pratiquer l'opération à une époque très rapprochée de la naissance.

On se souvient que dans la discussion qui eut lieu à l'Académie de médecine, M. le professeur Dubois résolut la question d'une manière très-affirmative pour le bec-de-lièvre simple, tandis que le savant professeur se tint dans une prudente réserve relativement au bec-de-lièvre double et compliqué. Mais invité à s'expliquer sur cette question par l'honorable professeur M. Roux, voici la réponse que fit M. Dubois :

« J'avais eu en effet l'intention de m'expliquer au sujet du bec-de-lièvre compliqué considéré relativement à l'opération chez les jeunes enfants ; j'y ai renoncé toutefois, parce qu'il m'a semblé qu'il était à peu près impossible de ne pas juger par la nature même des cas dont j'ai entretenu l'Académie et que je lui ai présentés, et par les développements que j'ai donnés à cette communication, que je n'admettais la convenance de cette opération chez les enfants nouveaux-nés que dans les cas simples. »

Il est évident que, par ces mots, M. Dubois repousse l'opération à une époque très-rapprochée de la naissance ; et il faut que l'honorable professeur soit bien convaincu de cette vérité pour qu'il n'applique pas au bec-de-lièvre double les raisons péremptoires qu'il donne en faveur de l'opération hâtive du bec-de-lièvre simple, et que nous allons rapporter.

« Si j'ajoute, dit M. Dubois, aux considérations que j'ai exposées, que l'opération chez les jeunes enfants est très-facile, que les soins consécutifs le sont également, que la réunion des bords de la plaie est ordinairement rapide et sûre, que, selon toute apparence, les traces en seront moins visibles que quand elle est faite à un âge plus avancé ; que l'éducation des enfants en sera rendue plus facile, que l'écartement des os, dans le cas où il existerait, s'effacera plus promptement, je crois que j'aurai donné des motifs bien suffisants pour justifier l'opération du bec-de-lièvre dans les premiers jours qui suivent la naissance. Et cependant, ajoute si judicieusement M. Dubois, je ne puis m'empêcher d'y joindre encore une considération qui ne me semble pas avoir frappé les hommes de l'art qui se sont occupés de cette grave question. C'est un grand malheur, Messieurs, pour une famille qui occupe, par ses lumières et par sa fortune, une certaine position sociale, que la naissance d'un enfant dont la difformité est aussi

apparente et aussi choquante que l'est celle d'un bec-
de-lièvre ; c'est un chagrin profond et incessant pour
une mère, chagrin que ravivent à chaque instant le
spectacle du mal et la comparaison cruelle que présente à l'esprit la vue d'un autre enfant. Si l'opération
pratiquée de bonne heure peut changer cette situation pénible d'esprit et de cœur en une situation plus
heureuse, je crois que c'est un bienfait réel qu'elle
ajoute à celui qui est personnel à l'enfant. »

Telles sont les belles et nobles et paroles que l'honorable académicien donne en faveur de l'opération du
bec-de-lièvre simple ; et pour qu'il ne les applique
pas au bec-de-lièvre compliqué, auquel pourtant
elles vont plus directement, il faut que M. Dubois ait
des raisons bien graves à leur opposer. Ces raisons,
nous croyons les trouver dans la crainte des accidents, surtout de l'hémorrhagie, et dans la difficulté
d'agir aussi rapidement dans le bec-de-lièvre double
pour l'éviter. Cette opinion est aussi celle de l'illustre
professeur Roux, car il dit : « Le bec-de-lièvre étant
compliqué, mieux vaut attendre, parce que cette
opération, toute simple qu'elle paraisse, expose la
vie des enfants en bas âge bien plus que celle de
ceux qui ont dépassé cet âge (*Bulletin de l'Académie*,
1845). »

Cependant, M. Roux paraît avoir modifié son
opinion, car nous trouvons, dans une de ses le-
çons cliniques du mois de janvier 1846, ce qui suit ;
il s'agit d'un enfant de six mois atteint de bec-de-
lièvre double : « Lorsque la mère nous l'apporta, dit
le savant professeur, il présentait vraiment une difformité monstrueuse, et ses parents nous témoi-
gnaient le plus vif désir de le voir soumettre à l'opération, chose à laquelle nous consentîmes sans peine,
regardant comme une nécessité urgente de remédier
à cette vicieuse conformation. »

M. Roux pratiqua donc l'opération, malgré le jeune
âge de l'enfant, mais en excisant le tubercule médian,
et en donnant des raisons qui devraient toujours,

selon lui, faire adopter ce procédé de préférence à tout autre :

« Nous préférons toujours, dit-il, faire le sacrifice de ce tubercule, et convertir de cette manière un bec-de-lièvre double très-compliqué en un bec-de-lièvre simple, en une simple fente, dont les bords supérieurs se trouvent, par suite de cette ablation du tubercule médian, plus éloignés l'un de l'autre que les bords inférieurs. D'ailleurs, cette saillie de l'os maxillaire, qui constitue une difformité choquante, gênerait considérablement pour la formation d'une lèvre nouvelle à peu près régulière. »

Il nous semble que le célèbre praticien de l'Hôtel-Dieu est allé un peu loin en comparant le bec-de-lièvre double privé de tubercule médian, au bec-de-lièvre simple, où il y a peu ou point d'écartement des maxillaires.

M. Jobert de Lamballe est plus explicite sur l'opportunité de l'opération ; car, après avoir donné des arguments en faveur de son opinion, il ajoute : « En résumé, on doit opérer immédiatement après la naissance, ou le plus tôt possible, le bec-de-lièvre qui ne permet pas la succion du mamelon. On sait parfaitement qu'après la réunion de la lèvre, l'écartement des os de la voûte palatine diminue, et que cette diminution peut être portée au point qu'il en résulte une véritable oblitération, ainsi que cela a été observé. »

M. Velpeau, après avoir discuté l'opinion des praticiens qui veulent que l'opération se fasse à l'âge de six ou huit ans seulement, comme Dionis et la plupart des chirurgiens du xviiie siècle, et celle de ceux qui prescrivent de la pratiquer à une époque plus rapprochée de la naissance, comme Busch de Strasbourg, Roonhuysen, Sharp, Ledran, Heister, termine par conclure de la manière suivante : « Au reste, dit le savant professeur de la Charité, c'est dans les premiers jours, et le plus près possible de la naissance, que j'opérerais, à moins que je ne voulusse attendre

la fin de la première enfance. Dès que la deuxième
année arrive, le malade, devenu plus indocile, n'est
pas pour cela plus raisonnable, et les inconvénients
de sa position, qui ne sont pas de nature à compromettre son existence, permettent de temporiser encore trois ou quatre ans.

« Ainsi, je choisirai, ajoute M. Velpeau, les six
premiers mois de la vie, ou de cinq à dix ans, pour
pratiquer la suture des lèvres. »

On voit par ces quelques lignes, que M. Velpeau
n'est pas absolument fixé sur l'opportunité de l'o-
pération dans les premiers jours de la naissance, et
qu'il est difficile de distinguer à laquelle des deux
époques il donnerait la préférence ; car il ne paraît
nullement s'inquiéter de celle des deux à laquelle
l'enfant doit être opéré.

M. Guersant, qui a l'occasion de pratiquer assez
fréquemment cette opération, professe depuis long-
temps la nécessité et l'opportunité d'opérer les becs-
de-lièvre doubles et simples à une époque très-
rapprochée de la naissance. Mais, comme tous les
autres opérateurs, M. Guersant enlève le tubercule
médian.

Au milieu de cette dissidence d'opinions, il est facile
de voir que tous les praticiens ont une plus grande
tendance à opérer de bonne heure, et qu'il suffirait
de quelque succès pour les, convertir entièrement
à cette manière de faire. Nous avons l'espoir que
l'observation qui fait le sujet de ce modeste travail
ne sera pas perdue, et qu'elle aura le double avantage : 1° d'encourager les praticiens qui opèrent déjà
à une époque rapprochée de la naissance ; 2° d'en-
gager les autres à tenter avec plus de chances de succès une opération à un âge qu'ils considèrent comme
pouvant nuire à sa réussite.

Quelques mots maintenant d'un temps de l'opération sur lequel deux professeurs éminents, MM. Velpeau et Paul Dubois, sont loin d'être d'accord. Nous
voulons parler de la dissection des lèvres pour faci-

liter leur réunion. M. Dubois est très-explicite à ce sujet, quand il dit : « Je ne détache jamais des gencives la portion des lèvres qui est la plus voisine de l'angle supérieur de la plaie, comme on le fait souvent afin d'en rendre le rapprochement plus facile ; cela ne m'a été nécessaire dans aucun des cas dont j'ai entretenu l'Académie. La souplesse naturelle des tissus y a suppléé ; la surface saignante qui serait résultée de ce détachement, imparfaitement appliqué peut-être sur le bord alvéolaire, pourrait devenir, dans quelques cas, la source d'une hémorrhagie que l'extrême vascularité des parties rendrait très-facile, et qui serait d'autant plus grave chez les enfants très-jeunes, qu'elle n'apparaîtrait, dans beaucoup de cas, que quand il serait trop tard pour y remédier. »

Si M. le professeur Dubois a pris ces conclusions pour les seuls cas qu'il a présentés à l'Académie, et qui n'ont trait qu'à des becs-de-lièvre simples, c'est fort bien, car il est facile de comprendre qu'il n'est nullement nécessaire alors de faire aucune dissection pour obtenir le rapprochement des lèvres. Si, au contraire, le célèbre professeur entend les appliquer aux becs-de-lièvre compliqués, nous sommes obligé d'avouer, malgré tout notre respect pour les opinions d'un si grand maître, que, sans dissection des lèvres, il nous paraît non-seulement difficile, mais impossible de les affronter convenablement. Si, par le seul effort de la suture, on parvient à les mettre en contact, le tiraillement ultérieur qui aura lieu provoquera la déchirure, et, plus tard, la séparation des bords de la plaie. Quant à l'hémorrhagie, tant redoutée par M. Dubois, c'est là certainement un accident à craindre, chez les enfants de cet âge surtout ; mais il nous semble facile de toujours la prévenir, si on a soin de ne réunir les lèvres qu'après qu'on s'en est rendu maître, soit en tordant le bout des petites artérioles, soit en les cautérisant. Si preste que veuille être l'opérateur, il doit toujours consacrer le temps nécessaire à parer à tous les accidents ultérieurs qui peuvent être à craindre. D'ailleurs, l'application des deux surfaces saignantes, que la tension des lèvres après leur réunion rend encore plus complète, suffit pour s'opposer à tout écoulement sanguin considérable. Chez notre petit opéré, deux artérioles furent ouvertes, et elles cessèrent de donner du sang aussitôt que la serre-fine, pressant fortement la basse du nez, maintint en même temps les deux surfaces saignantes en contact, et nous ne procédâmes à la coaptation des bords des lèvres que lorsque nous fûmes bien rassuré sur l'hémorrhagie consécutive au pansement.

M. Velpeau, au contraire, après avoir fait ressortir la difficulté de rapprocher le bord des lèvres, conseille, dans les cas graves, de séparer des os de la face les deux moitiés de la lèvre jusqu'aux environs de la pommette, pour les ramener ensemble plus facilement l'une vers l'autre, ainsi que paraissent l'avoir déjà conseillé J. Frabrice, Horn, Nuck, etc. M. le docteur Philips (de Bruxelles) a ajouté à ces mots la dissection des ailes du nez; or, comme il nous paraît difficile de séparer des os jusqu'à la pommette les deux lèvres supérieures, sans y comprendre les ailes du nez, dont les attaches se confondent avec celles de la division labiale, c'est bien, selon nous, à M. le docteur Velpeau que revient le mérite de cette indication importante : que M. Philips en ait fait le premier l'application, et qu'il l'ait même proposée, comme cela arrive souvent, sans connaître le principe émis par M. Velpeau six ans auparavant, cela ne diminue en rien le mérite de M. Philips, à moins toutefois que ce praticien ne veuille s'approprier, ce qui ne nous semble pas possible, la propriété absolue de ce procédé. Nous regrettons aussi de ne pas avoir connu la modification ingénieuse proposée par MM. Malgaigne et Clémot de Rochefort, pour remédier à l'encochure de la lèvre, accident inévitable par le procédé ordinaire. Quoique cet accident soit peu prononcé chez notre petit opéré, nous pensons que le procédé Malaigne l'eût rendu encore moins sensible.

CONCLUSIONS.

Des considérations qui précèdent, nous pouvons conclure :

1° Que le bec-de-lièvre double et très-compliqué peut et doit même être opéré à une époque rapprochée de la naissance, avec autant de chances de succès que le bec-de-lièvre simple ;

2° Que, pour atteindre ce résultat, il est indispensable de faire l'opération en deux temps, et en suivant le mode opératoire que nous avons mis en usage ;

3o Que la conservation du tubercule médian, et réduit d'après notre procédé, présente dés avantages incontestables, dont les principaux sont : de rendre le raccourcissement de la mâchoire supérieure moins difforme, puisqu'il placera au moins deux dents canines dans la fente maxillaire ; de présenter un point d'appui à la lèvre, de faciliter sa réunion, et de protéger sa consolidation ; d'aider puissamment au redressement du nez, et enfin de rétablir, ou tout au moins de faciliter le mouvement de succion de l'enfant.

La nourriture de l'enfant nous embarrassa beaucoup le premier jour, car toute succion était impossible ; et, après avoir vainement essayé le sein de quelques nourrices, que l'enfant ne pouvait saisir, nous composâmes un biberon avec un petit sabot en porcelaine, auquel nous ajoutâmes une tétine de vache dont la longueur, traversant toute la bouche, versait, par sa petite ouverture, le lait dans l'arrière-bouche. Le liquide, tombant ainsi directement dans le pharynx, était avalé instantanément, et une bien petite quantité revenait dans les fosses nasales. Nous ajouterons que, pour faciliter la déglutition sans gêner la respiration, on avait soin de ne faire couler le liquide que par intervalles.

Ce système d'allaitement a si bien réussi, que l'enfant, au lieu de dépérir pendant tout le temps qu'il a été sous l'influence d'un traitement aussi long et aussi pénible, a toujours pu boire, et sa petite constitution, qui a été sans cesse en s'améliorant, témoignait du bénéfice qu'elle obtenait de cette alimentation artificielle.